# Testosteron steigern

*Wie Sie Ihren Testosteronspiegel auf natürliche Weise schnell anheben für mehr Potenz und schnelleren Muskelaufbau*

Mario Köhler

# INHALT

# Das erwartet Sie in diesem Buch

D ieser Ratgeber hat den Auftrag, Sie systematisch zu beraten und Ihnen dabei zu helfen, Ihren Testosteronspiegel auf eine natürliche Art und Weise zu steigern. Genauer gesagt, geht es um das Ganze: Ein ausgewogener Testosteronspiegel ergibt sich aus der Einheit von seelischen sowie körperlichen Faktoren und ist maßgeblich für Ihre Vitalität verantwortlich. Als das wichtigste männliche Sexualhormon ist Testosteron nicht nur einfach ein biochemischer Botenstoff, der Sexualität und Fruchtbarkeit reguliert, sondern auch dafür notwendig, Ihr Herz-

Kreislauf- sowie Stoffwechselsystem zu unterstützen.

Ein optimales hormonelles Gleichgewicht ist die Grundlage für das Wohlbefinden von Körper und Geist, deshalb wird dieser Ratgeber Sie an der Hand zum Ergebnis führen: Durch das hier gesammelte Expertenwissen können Sie sowohl Ihren Hormonhaushalt verbessern als auch Ihre Lebensqualität erheblich steigern. Dabei ist es wichtig, dass Sie sich zuerst mit den Hintergründen und Ursachen von Testosteronmangel auseinandersetzen, damit Sie die Lösungen in der zweiten Hälfte dieses Buchs möglichst effizient anwenden können.

Sie sind frustriert über Ihren Gesundheitszustand? Sie sind enttäuscht über die konventionellen Weisheiten, die im Umlauf sind? Dieses Buch wird Ihnen komplexe Sachverhalte möglichst einfach verständlich machen und zeigen, wie Sie durch simple Maßnahmen zu einer neuen Lebensqualität finden können.

Sie werden sich sehr viel Zeit und Mühe sparen, wenn Sie sich auf diesen Ratgeber verlassen: Die hier gesammelten Tipps haben vielen Betroffenen den Weg zu einem exzellenten Hormonhaushalt gewiesen und sind eine effiziente Art, den entspannten Umgang mit Problemen sowie den optimalen Weg zum Wohlbefinden zu erlernen.

Vor allem Männer neigen dazu, ihren Testosteronmangel mit Schwäche und persönlichen Versagen gleichzusetzen und glauben, dass ein Arztbesuch sie als potenziell verwundbar und unmännlich dastehen lässt. Nichts schadet dem Individuum mehr als dieses Denken: Viele verzichten tatsächlich auf Rat oder Vorsorge und sehen einfach über die Symptome ihres Testosteronmangels hinweg und gehen unnötige Risiken ein, die andere aktiv vermeiden.

Auch der Fakt, dass Männer sehr viel häufiger rauchen und trinken, trägt negativ zu ihren hormonellen Problemen bei und erschwert ihnen, physische und psychische Balance zu erreichen: Es wird Zeit, dies zu ändern. Mit dem hier gesammelten Know-how und den enthaltenen Maximen nehmen Sie die Zügel aktiv in die Hand und der positive Effekt wird sich ganz schnell bei Ihnen bemerkbar machen.

Freuen Sie sich über neu gewonnene Energie und männliche Vitalität!

# Was macht den Mann zum Mann? Oder: Die Natur des Testosterons

## WIE TESTOSTERON ENTSTEHT UND WIRKT

Die Kraft des Testosterons ist die Kraft selbst. Als das wichtigste Androgen entsteht es in den Leydig-Zellen der Hoden und ist der Messfühler Ihrer Maskulinität. Obwohl beide Geschlechter Testosteron in ihren Nebennieren produzieren, ist die dort entstehende Menge so gering, dass es korrekt ist, es als den Stoff zu bezeichnen, der den

Mann zum Mann macht. Die Hirnanhangsdrüse steuert die Hoden und gibt Hormone ins Blut, die die Produktion von Spermien anregen.

Der durchschnittliche Mann besitzt morgendlich eine Testosteronkonzentration von 2,41 bis 8,27 µg, was gegen Abend um ca. 20 % abfällt. Ein winziger Teil dessen zirkuliert frei im Blut oder ist an das körpereigene Eiweiß (zum Beispiel Globulin) gebunden. Testosteron reguliert Libido sowie Muskelwachstum, fördert Ihre Gewichtsabnahme und stärkt Ihre Knochen.

Unter so einem starken androgenen Einfluss wird das männliche Hirn anders entwickelt als das weibliche, was sich zum Beispiel darin äußert, dass Männer sich im Schnitt besser orientieren können als Frauen und oftmals ein sehr gutes perspektivisches Denken an den Tag legen. Typisch maskulines „Balzverhalten" und das Streben nach Status und Wettbewerb sind unter diesem Einfluss ebenfalls vorprogrammiert.

Ein ausgewogener Hormonhaushalt schützt den Mann gegen den schädlichen Einfluss von Insulin und sichert eine gesunde Herzfunktion. Gesellschaftliche Stellung und psychisches Wohlbefinden hängen in den meisten Fällen ebenfalls mit einem hohen Testosteronspiegel zusammen, weil Individuen, die Konkurrenzkämpfe verloren haben, davon profitierten, unterwürfig zu sein: Weiteres aggressives Verhalten nach einer Niederlage wäre kontraproduktiv für die Überlebenschancen gewesen.

Ein hoher Testosteronspiegel ist für die Bildung sekundärer männlicher Geschlechtsmerkmale verantwortlich, was bedeutet, dass vermehrte Körperbehaarung, tiefe Stimme und Wachstum in der Pubertät damit korrelieren. Bei Frauen treten Attribute wie die Zunahme der Behaarung und die tiefere Stimme oft durch den Verlust des weiblichen Sexualhormons während der Menopause auf.

Wie Sie sehen, ist Testosteron die wichtigste Ressource, die Mann hat. Leider sind Faktoren, welche unser hormonelles Gleichgewicht stören, so allgegenwärtig, dass ein großer Teil dieses Buchs sich mit Ihrer Regeneration und der Meidung negativer Angewohnheiten auseinandersetzen wird. Ziel ist es, Ihnen den Weg zu einer natürlichen Verbesserung Ihres hormonellen Haushalts aufzuzeigen: Falls Ihnen Ihr Arzt zur Testosteronersatztherapie rät, sollten Sie dies natürlich beherzigen, doch bei allen anderen wird dieser Ratgeber voll und ganz genügen.

# WIE SICH TESTOSTERONMANGEL BEMERKBAR MACHT

Wenn Mann es nicht schafft, Berufs- und Privatleben in Einklang zu bringen, kann es in einem Teufelskreis enden, der die Vitalität des Individuums erheblich einschränkt.

Ca. 12 % aller Männer zwischen 40 - 70 Jahren weisen die Symptome eines Testosteronmangels auf, was nicht ausschließlich mit dem natürlichen Alterungsprozess zusammenhängt und manchmal auf einen ungesunden Lebenswandel zurückzuführen ist. Männer wollen Mann sein und beziehen sich in den meisten Fällen positiv auf ihre geschlechtliche Identität: Es mag offenbleiben, wie sehr dieses idealisierte Bild für sie Realität oder Resultat eines Wunschdenkens ist.

Sogar wenn Mann sich um seine Gesundheit kümmert, wird es für ihn schwierig, gegen den Zahn der Zeit anzukämpfen, was gewisse Probleme unvermeidbar macht. Diese teilt er natürlich mit all seinen Geschlechtsgenossen, aber in einem immer älter werdenden Land wie Deutschland wird Hypogonadismus langsam zu einer um sich greifenden Epidemie. Weil viele dazu neigen, sich für ihre hormonelle Dysbalance zu schämen, ergeben sich eine Vielzahl von weiteren

Problemen.

Letztendlich ist maskulines Selbstvertrauen an die Fähigkeit zu handeln, Energie und Motivation geknüpft. Um sich wohlzufühlen, müssen die Herren der Schöpfung sich mit ihrer Konkurrenz messen und ständig selbst herausfordern. Ein gesunder, maskuliner, hormonell ausbalancierter Körper benötigt Testosteron so sehr wie ein herkömmlicher PKW sein Benzin und ist nur durch förderliche Gewohnheiten erreichbar.

Die Zahl derer, die aufgrund von Testosteronmangel unter Muskelabbau leiden, erhöht sich Jahr für Jahr: Männer aller Altersstufen fangen schon bei vergleichsweise geringen Gewichten an zu schwächeln und finden keine Energie mehr für den Kraftsport. Diese markiert oft den Beginn einer Abwärtsspirale, die die Etablierung von Sport als Gewohn–heit verhindert und die Symptome weiter verstärkt. Es ist wichtig, dass Sie derartige Teufelskreise früh erkennen und unschädlich machen, aber dazu später mehr.

Wo Muskelmasse verschwindet, beginnt die Gewichtszunahme, besonders der Bauchumfang vergrößert sich immens. Die psychische Verstimmung, die mit der hormonellen Dysbalance einhergeht, tendiert dazu, ungesundes Essverhalten zu fördern und

Raubbau an der Gesundheit zu betreiben. Kardiovaskuläre Erkrankungen sowie Arterienverkalkung können die Folge sein. Unsere heutige Gesellschaft neigt dazu, die Konsequenzen von Übergewicht zu verharmlosen, doch die gesundheitlichen Folgen sind bitterer Ernst.

Die weltweite Verbreitung von Diabetes ist nicht zuletzt auf Übergewicht zurückzuführen. Auch der Zusammenhang zwischen Übergewicht und Krebs sollte bei allen Betroffenen die Alarmglocken klingeln lassen: Die Weltgesundheitsorganisation sieht Übergewicht als Ursache für über 500.000 jährliche Neuerkrankungen an und eine Vielzahl von Experten stuft Fettleibigkeit gefährlicher ein als Rauchen. Bevor wir zu sehr ins Detail gehen und uns ganz auf die negativen Folgen von Fettleibigkeit konzentrieren, sollten wir weitere Folgen von Testosteronmangel beleuchten, wie zum Beispiel Probleme rund um die Körperbehaarung.

Grundsätzlich regt Testosteron die charakteristische Behaarung bei Männern an, deshalb nennt man die Körperbehaarung auch androgene Behaarung. Weil die androgene Ausschüttung geschlechtsspezifisch ist, entwickeln sich Männer und Frauen unterschiedlich: Von daher ist es korrekt, starke

Körperbehaarung sowie Bartwuchs als sekundäre Geschlechtsmerkmale zu klassifizieren. Ein niedriger Testosteronspiegel erschwert normalen Bartwuchs und erzeugt ein eher geringes Wachstum der Körperbehaarung. Doch was ist mit dem Haupthaar?

Allen weitverbreiteten Irrtümern zum Trotz hängen androgene Hormone nicht mit dem männlichen Haarausfall zusammen. Eine Vielzahl von Männern geht ausreichender körperlicher Betätigung mit dem Scheinargument aus dem Weg, dass sie „zu viel Testosteron" besäßen und eine Erhöhung von dem genannten Hormon zu einem Ausfall des Haupthaars führen könnte. Jedoch könnte nichts weiter von der Wahrheit entfernt sein: Diese These ist mittlerweile umfassend untersucht und widerlegt worden, dennoch hält sich dieser Mythos leider weiterhin hartnäckig und richtet großen Schaden unter Männern an.

Obwohl androgene Hormone nicht den Ausfall von Haupthaar bewirken, beeinflussen sie dessen Konsistenz und Beschaffenheit. Des Weiteren benötigt die maskuline Haut Testosteron für eine angemessene Talgproduktion, sodass sie nicht schlaff wird und ihre Jugendlichkeit behält. Außerdem maximiert sich die Gefahr für Osteoporose: Es handelt sich um die Störung des Knochenstoffwechsels und hat zur Folge, dass die Knochen porös und dünn werden. Die Anfälligkeit für Brüche erhöht sich auf eine dramatische Weise.

Testosteronmangel besitzt überdies noch erhebliche Auswirkungen auf das Berufsleben, da alltägliche Leistungsfähigkeit und das Vorankommen in der Karriere durch häufig auftretende Depressionen und die niedergeschlagene Stimmung sabotiert werden. Ein niedriger gesellschaftlicher Status hält den Testosteronspiegel niedrig und begünstigt den weiteren Abstieg. Deswegen ist es von größter Wichtigkeit, sich die Wirkungsweise solch gefährlicher Mechanismen vor Augen zu halten. Leider sind die Symptome hormoneller Dysbalance so weitreichend, dass sie noch nicht einmal vor den intimsten Lebensbereichen haltmachen: Libidoverlust und Erektionsstörungen plagen die meisten von hormoneller Dysbalance betroffenen Männer und bleiben für die meisten ein Tabuthema. Ein gesunder Geschlechtstrieb ist ein essenzieller Teil des menschlichen Daseins und deswegen sind diese Symptome ernst zu nehmen und zu behandeln.

Bedenkenswert sind auch die häufigen Hitzewallungen und Schweißausbrüche, über die viele Betroffene klagen: Wie Sie beim Lesen selbst bemerkt haben, ist mit den Symptomen hormoneller Dysbalance nicht zu scherzen. Doch ist der Alterungsprozess der einzige essenzielle Grund für Testosteronmangel? Mitnichten: Häufig führt eine Unterfunktion der Keimdrüsen, Leberzirrhose, Unterernährung, Drogenmissbrauch und die Einnahme von Anabolika ebenfalls dazu.

Sehr interessant ist allerdings der Fakt, dass auch das absolute Gegenteil passieren kann: Die bereits genannten Anabolika erhöhen das Testosteron so sehr, dass sie Schlaganfälle, Thrombosen, Herzinfarkte und Prostatakrebs verursachen können. Vor allem in der Bodybuilder-Szene kommt es oft zum Missbrauch, um die eigenen Leistungen zu steigern, doch niemand sollte seine Gesundheit für Ästhetik eintauschen. Dieser Ratgeber hat das Ziel, Ihnen dabei behilflich zu sein, Ihren Testosteronwert auf natürliche Weise zu steigern, weswegen künstliche Hilfsmittel nur bei dringender ärztlicher Empfehlung eingenommen werden sollten.

Sie werden sich jetzt sicher fragen, wie anabole Steroide Testosteronmangel erzeugen können: Die übermäßige künstliche Zufuhr von Doping-Mitteln legt die körpereigene Produktion lahm und kann in manchen Fällen sogar dazu führen, dass Männern weibliche Brüste wachsen. Testosteron ist eng mit dem weiblichen Östradiol verwandt und der männliche

Körper verwandelt 20 % seines Spiegels in eben diesen Stoff. Bei Männern, die bis zu 500 Mal mehr Testosteron im Blut haben, kommt also eine extrem hohe Menge an Östradiol zusammen, was bewirkt, dass der intendierte Effekt in sein komplettes Gegenteil umschlägt.

Nicht gerade tolle Aussichten.

Sie wissen genau, dass Sie sich weder schlapp fühlen noch mit Brüsten herumlaufen wollen und wünschen sich ein System, mit dem Sie Ihren Hormonspiegel leicht und effizient verbessern können. Dieses Buch wird Ihnen aktive Hilfe zur Selbsthilfe geben, aber dazu müssen wir erst die neusten Erkenntnisse der Wissenschaft analysieren und die dramatischen Verschlechterungen nicht nur männlicher Gesundheit verstehen lernen.

Zögern Sie nicht und lesen Sie weiter.

# Aktuelle Forschungsergebnisse

D ie heutige Wissenschaft ist sich einig, dass ein gesunder Testosteronspiegel immer schwerer zu erreichen ist. Die sinkende Menge der Spermien beweist, dass die Sorgen um die männliche Gesundheit mehr als berechtigt sind, nicht zuletzt, weil Männer sowieso in Gefahr sind, eher zu sterben als Frauen. Ein frühzeitiges Ableben durch den Säbelzahntiger oder die Keule des Feindes wurde in der Moderne leider durch schlechte Ernährung, Rauchen, Trinken und andere negative Entscheidungen ersetzt. Laut einer Studie des Robert-Koch-Instituts haben deutsche Männer eine Lebenserwartung von 76 und

Frauen eine von 81 Jahren. Die mangelnde Lust an der Vorsorge äußert sich darin, dass der Arzt oftmals aufgesucht wird, wenn es bereits zu spät ist.

Es ist zwar erwiesen, dass Frauen häufiger an Depressionen erkranken, aber Männer häufiger Selbstmord begehen. Im Alter zwischen 30 und 64 Jahren sterben überdies doppelt so viele Männer als Frauen, Grund genug, die Ursachen genau zu analysieren.

Bei Studien mit Tieren ist klar geworden, dass die aggressionssteigernde Wirkung des männlichen Sexualhormons zunächst zu bestätigen ist. Testosteron steigert ganz klar territoriales Verhalten und Angriffslust, besonders, wenn es um Rangkämpfe und Sexualität geht. Doch wirken Androgene beim Menschen wirklich genauso wie bei Tieren? Eine Untersuchung männlicher Gefängnisinsassen ergab, dass die Menge maskuliner Sexualhormone mit der Schwere der Tat korreliert – wer wegen Vergewaltigung, Mord oder Raub bestraft wird, besitzt mehr Testosteron als jemand, der wegen Drogenmissbrauch oder Steuerhinterziehung einsitzt.

Das wahrhaftig Erschreckende ist die Tatsache, dass alle diese Befunde auch auf Frauen zutreffen. Zudem sind Häftlinge, die gewalttätig gegenüber ihren Mithäftlingen sind, ebenfalls mit einer erhöhten

Testosteronkonzentration „gesegnet".

Obwohl diese Faktoren sich zunächst unheimlich anhören, beweisen sie nicht die negative soziale Wirkung von Androgenen: Da das hormonelle Level eines Menschen situationsbedingt ist, kann die im Blut zirkulierende Menge auch durch Ausnahmezustände erzeugt werden. Fußballfans, die sich über den Sieg ihrer Lieblingsmannschaft freuen, weisen z.B. einen um ein Drittel höheren Testosteronspiegel auf als sonst.

Will heißen: Erhöhte Testosteronwerte im Blut eines Menschen können genauso gut Resultat von Aggressionen sein, anstatt deren Ursache. Hormonelle Schwankungen unterliegen oftmals Faktoren psychologischer Natur und es ist für Sie von großer Wichtigkeit, dies zu begreifen. Um deutlich zu machen, dass erhöhte Testosteronwerte auch sehr positive soziale Konsequenzen haben können, hat die Universität Utrecht die „Public Goods" Untersuchung durchgeführt. In dem an beiden Geschlechtern durchgeführten Experiment erhielt jeder Spieler einen Geldbetrag und durfte anonym entscheiden, wie viel er einem öffentlichen Topf spendet: Der Beitrag im Topf wird anschließend vervielfacht und an alle Spieler aufgeteilt, was bedeutet, dass auch Spieler, die nichts zum Allgemeinwohl beigetragen haben, belohnt werden. Die individuelle Ausschüttung ergibt sich allerdings aus dem Geld, welches man einbehält.

Die Wissenschaftler achteten bei weiblichen Testpersonen besonders auf das Längenverhältnis zwischen Zeige- und Ringfinger, dem Hauptindikator für den Testosteronwert, welchen die Damen im Mutterleib ausgesetzt waren: Alle Probandinnen bekamen nun entweder eine Placebo- oder eine Testosteronpille, die temporär zur zehnfachen Erhöhung des Testosteronspiegels führte. D

er Einfluss der Pille erwirkte, dass Damen, die einen niedrigen vorgeburtlichen Testosteronspiegel aufwiesen, mehr in den Geldtopf warfen als vorher. Die Entscheidungen der Frauen, welche vor ihrer Geburt mehr Testosteron ausgesetzt waren, wurden allerdings nicht davon beeinflusst. Wie Sie sehen, wirkt sich Testosteron sehr positiv auf den Gerechtigkeitssinn eines Menschen aus und der Volksglaube, dass es sich sozial ausschließlich negativ auswirkt, kann endgültig ad acta gelegt werden. Diese negative Vorstellung ist allerdings so tief verankert, dass sich Teilnehmer/innen, die glaubten, eine Testosteronpille erhalten zu haben, im Schnitt unfairer verhielten und unethische Entscheidungen trafen – und das, obwohl sie nur eine Placebo-Pille intus hatten und die eigentliche Wirkung des Testosterons exakt das gegenteilige Verhalten erzeugte.

Auch hierzulande widerlegten ähnliche Studien unsere kulturell verankerte negative Sichtweise, Fairness und Ehrlichkeit werden eindeutig durch das männliche Sexualhormon begünstigt und unterstützt. Das menschliche Sozialverhalten ist komplex und es ist nicht angemessen, Probleme auf einen einfachen Faktor wie den Hormonspiegel zu reduzieren. Es ist also sachlich falsch und kontraproduktiv, kriminellen Männern testosterongesteuertes Verhalten vorzuwerfen.

Unbestritten ist hingegen die Wichtigkeit bei der Sexualität: Dass Testosteron für den gesunden Geschlechtstrieb unerlässlich ist, weiß die Menschheit schon seit Jahrtausenden. Vor allem im Orient war es üblich, junge Knaben zu kastrieren, um die Ausbildung einer normalen Libido zu verhindern. So waren sie als Haremswächter einsetzbar und nicht auf das fokussiert, was sie bewachen sollten. Erhöhte Testosteronwerte korrelieren selbstredend auch mit dem erhöhten sexuellen Bedürfnis bei Frauen.

Ein weiterer wenig beachteter Faktor ist, dass Männer und Frauen beide das Enzym Aromatase besitzen. Es kann Testosteron blitzschnell in Östradiol verwandeln, was viele negative Klischees über

Testosteron infrage stellt: Nach der konventionellen Weisheit könnten die negativen Effekte von Testosteron auch dem Östradiol zuzuschreiben sein. Ein weiterer Grund, nicht an negativen Stereotypen festzuhalten. Allerdings wurde bewiesen, dass Menschen, die im Mutterleib einer erhöhten Dosis Testosteron ausgesetzt waren, ihren Mitmenschen weniger Vertrauen entgegenbringen.

Überdies ist klar erkennbar, dass die vorgeburtliche Aussetzung von Testosteron die Reflexe des Individuums erheblich beeinflusst. Börsenmitarbeiter, welche viel Testosteron im Mutterleib abbekommen haben, erwirtschaften beispielsweise deutlich mehr als ihre Kollegen und bleiben durchschnittlich länger im Geschäft. Der im vorherigen Kapitel angesprochene Zusammenhang zwischen Status und Testosteron wird hier also abermals bestätigt.

Die Fähigkeit, rasch zu handeln und Entscheidungen zu treffen, ist bei Menschen, die eine hohe vorgeburtliche Testosteronausschüttung abbekommen haben, deutlich ausgeprägter und macht das Gehirn deutlich sensibler für das Hormon im Blutkreislauf. Eine angemessene Risikobereitschaft ist direktes Resultat gesunder Testosteronwerte und von äußerster Wichtigkeit für die Karriere des Mannes. Auf der anderen Seite hat die Wissenschaft festgestellt, dass ein Testosteronüberschuss Reizbarkeit, Aggressivität und Unruhe verursacht. Die Lösung liegt also wie immer in der Balance.

Zusammenfassend ist es deutlich, dass Testosteron der Stoff ist, der die gesellschaftliche Stellung eines Mannes begünstigt und festlegt, worunter nicht nur Dominanzgebaren, sondern auch Großzügigkeit und Fairness fallen.

Die vielschichtige Wirkung von Androgenen erklärt sich dadurch, dass es als Mann nicht reicht, sich wie die Axt im Walde zu benehmen und ein komplexes Sozialsystem einem eine Vielzahl von Fähigkeiten abverlangt, wenn man(n) einen hohen Status erreichen möchte. Die Sachverhalte sind nun mal immer komplizierter, als sie erscheinen.

Die Universität Melbourne untersuchte in einer jüngst veröffentlichen Studie die Wirkung von Androgenen auf Frauen in ihren Wechseljahren und konnte eindrucksvoll beweisen, dass die Zunahme von Testosteron die Konzentration und die Gedächtnisleistung der Damen steigert. Eine weitere Untersuchung fokussierte sich ganz auf Frauen, bei denen die Menopause bereits abgeschlossen war: Man strich einer Gruppe täglich Testosterongel auf den Arm – einer anderen

Placebo-Gel. Bei den darauffolgenden kognitiven Tests schnitt die erste Gruppe deutlich besser ab als letztere. Wieder ein Grund, dieses Hormon nicht zu unterschätzen.

Allerdings haben Studien in Europa auch potenzielle kognitive Probleme ausmachen können: Zu viel Testosteron scheint die Fähigkeit, sich in sein Gegenüber hineinzuversetzen, und die generelle Empathie zu beeinträchtigen. An dem Gedanken, dass Männer sich eher für Dinge interessieren und Frauen für Menschen, scheint also viel dran zu sein.

Weil man weiß, wie groß der hormonelle Einfluss auf die Psyche ist, ist es auch nicht verwunderlich, dass Testosteron die Wirkung von Antidepressiva verstärkt. Die Empfänglichkeit für Serotonin ist mit dem Hormonspiegel eng verbunden. Uneinigkeit herrscht bei den Autoritäten allerdings bei der Frage, ob Androgene lediglich das Gefühl des Rechthabens auslöst oder die Fähigkeit des Überdenkens hemmt. Es liegt allerdings ebenfalls nahe, dass erhöhtes Selbstwertgefühl dazu führt, dass man zufrieden mit seinen Entscheidungen ist.

Warum glauben Sie, schreibt man Jugendlichen Impulsivität und Unreife zu? Das pubertierende Hirn kommt nicht ganz mit seiner körperlichen

Entwicklung mit: Das affektive Netzwerk reift schneller als das Kontrollnetzwerk und seine Verbindungen.

Junge Menschen lernen also erst nach einer gewissen Reife, geduldig zu sein und die Erfüllung ihrer Bedürfnisse an einen späteren Zeitpunkt zu verschieben. Es wird von vielen Wissenschaftlern vermutet, dass androgene Einflüsse innerhalb dieser Netzwerke dafür verantwortlich sind. Der Kreis schließt sich an dieser Stelle also wieder. Es ist für die Steigerung Ihres Testosteronwerts sehr wichtig zu verstehen, wie sich androgene Hormone auf Ihr Immunsystem auswirken. Der Einfluss des männlichen Sexualhormons auf die Abwehrkräfte wurde nach neusten Erkenntnissen sogar noch unterschätzt. Es ist nicht nur so, dass Männer mit einer guten hormonellen Balance Erkältungen und anderen Kleinigkeiten trotzen, sondern auch so, dass entzündliche Krankheiten eher bei Männern vorkommen, die einen niedrigen Testosteronspiegel aufweisen. Ein guter Testosteronwert sorgt für einen gesunden Eiweißstoffwechsel (unter anderem notwendig für den Muskelaufbau) und um eine angemessene Immunreaktion hervorzurufen, ist es wichtig, dass Antikörper gebildet werden – welche aus Eiweiß bestehen. Es ist daher treffend, Testosteron als das Gegenstück des immununterdrückenden Cortisol zu bezeichnen, welches verstärkt bei Stress ausgeschüttet wird. So erklärt sich die Wichtigkeit des Testosterons für die Abwehrkräfte.

Ein gesundes Immunsystem und die damit verbundene Vitalität sind natürlich Hauptkriterium für die sexuelle Selektion der Frau. Weil die mit Testosteron verbundene Gesundheit und Fitness sich in kräftigen, maskulinen Zügen manifestiert, ist es selbstverständlich, dass Damen eben diese bevorzugen. Testosteron macht den Kiefer kantig, die Augen klein und das Kreuz breit: Alles Faktoren, die den Zusammenhang zwischen Knochenwachstum und Maskulinität verdeutlichen. Diese Tatsachen betreffen nicht nur den Menschen, sondern auch die Tierwelt. Weibchen bevorzugen immer das Männchen mit dem gesündesten Immunsystem.

Die männliche Selektion hängt hingegen mit dem weiblichen Östrogen zusammen: Die schottische St. Andrews Universität stellte Testpersonen eine spezielle Software zur Verfügung und ließ sie mithilfe von Mausklicks ihr ideales Gesicht erstellen. Das Resultat war, dass fast alle Teilnehmer so lange am Östrogenregler drehten, bis ihr digitales Objekt der Begierde Hollywood-Schönheiten wie Mila Kunis oder Angelina Jolie glich. Schönheitsideale sind also von hormonellen Faktoren bestimmt und sind nicht einfach so vom

Himmel gefallen.

Trotzdem sollten Männer, die nicht gerade mit kantigen Gesichtszügen gesegnet sind, die Flinte nicht ins Korn werfen: Männer mit einem zu hohen Testosteronspiegel werden von Frauen unterbewusst als schlechtere Väter und untreu wahr–genommen. Bei dauerhaften Beziehungen haben also Individuen mit weicheren Zügen die Nase vorn. Der weibliche Eisprung ändert aber die Vorlieben der Frau, wenn die Befruchtung am wahrscheinlichsten ist, wird der brutalere Macho-Typ bevorzugt.

Kurioserweise ergab derselbe Test allerdings auch, dass die Testpersonen auch jene digitalen Gesichter mochten, die Ähnlichkeit zu ihren Eltern aufwiesen. Dieser Fakt findet seine eheste Entsprechung in Sigmund Freuds Idee des Ödipuskomplexes und wird durch eine Untersuchung derselben Universität untermauert. Damen bevorzugen beim Geruchstest Männer, die einen ähnlichen hormonellen Haushalt wie ihre Väter besitzen.

Doch was ist die Anatomie sexueller Anziehungskraft durch Testosteron? Eine Vielzahl von Wissenschaftlern betont die Wichtigkeit des sogenannten „Handicap-Prinzips". In der Tierwelt beweisen männliche Kreaturen immer wieder Risikobereitschaft durch ihren dekorativen Schmuck; der Löwe durch seine prachtvolle Mähne, der Pfau durch sein riesiges Federkleid. Diese Attribute senden dem Weibchen ein sogenanntes „Ehrliches Signal", was bedeutet, dass diese Dinge dem Männchen sehr viel Energie kosten. Das Federkleid verlangsamt den männlichen Pfau erheblich und macht ihn zu einer leichteren Beute, und ein Geweih kostet den Hirsch sehr viel Kraft. Dies zeigt dem Weibchen, dass dieses Individuum sehr fit und stark sein muss, sonst könnte es sich diese verschwenderischen Eigenschaften nicht leisten. Genannte Attribute lassen sich nicht imitieren und zeigen, dass Testosteron für die sogenannten sexuell dimorphen Züge wie das Hirschgeweih oder die tiefe Stimme sowie die Risikobereitschaft beim Menschen verantwortlich ist und eine universelle Konstante im Bereich der Biologie darstellen. Dies ist auch der Grund dafür, dass Frauen muskulöse Männer lieben, da Muskeln ein ehrliches Signal an die Konkurrenz und an potenzielle Partnerinnen senden.

Nur ein äußerst gesunder und kräftiger Mann ist in der Lage, den Aufwand einer ausgeprägten Muskulatur zu schultern. Frauen finden außerordentlichen Gefallen daran, Männer bei ihren Konkurrenzkämpfen zu beobachten. Jeder, der die Blicke der Damen nach einem besonderen persönlichen Erfolg wahrgenommen hat, wird dies bezeugen können. Durch das Erschließen von Ressourcen sichern sich viele Tierarten Vorteile gegenüber der Konkurrenz und es ist Fakt, dass der Umgang mit viel Geld den Testosteronwert des Mannes erhöht.

Es ist ersichtlich, dass sich weibliches Fortpflanzungsverhalten auf qualitative und männliches auf quantitative Maßstäbe fokussiert. Um das Weibchen zu beeindrucken, setzen Männchen auf die Zuschaustellung sekundärer Geschlechtsmerkmale und Statussymbole, also Dinge, die die Aufmerksamkeit einer möglichst großen Anzahl an potenziellen Partnerinnen erregen. Wie bereits erwähnt, dürfen wir Menschen allerdings nicht vergessen, dass die primitive, evolutionäre Basis der Dinge durch unser komplexes soziales Verhalten ergänzt wird.

Wer meint, dass es seiner Männlichkeit zuträglich ist, sich wie ein Gorilla zu verhalten, wird also schnell eines Besseren belehrt werden. Der Ablauf des menschlichen Lebens wird primär hormonell kontrolliert: Entwicklung, Reproduktion und das Altern sind untrennbar mit unserem Hormonhaushalt verknüpft. Es wird also Zeit, uns die Entwicklung des Testosteronspiegels während der menschlichen Lebensspanne genauer anzusehen.

# Testosteron im Laufe des Lebens

In diesem Teil wird die Entwicklung des Testosteronspiegels im Laufe des Lebens beleuchtet. Der Testosteronwert ist durch unterschiedliche Methoden messbar, wird aber meist durch das Blutserum festgestellt. Die Kontrolle erfolgt am besten zwischen 8:00 und 10:00 Uhr. Der Normalwert beträgt bei einem gesunden Mann 3 bis 10 ng/ml, bei einer Frau lediglich 0,06 bis 0,86 ng/ml. Wie Sie hier sehen, verändert sich der maskuline Wert im Laufe des Lebens. Der durchschnittliche weibliche Wert bleibt im Verhältnis dazu relativ konstant, vor allem, weil ihr Testosteron nur aus den Nebennieren kommt.

**0-10 Jahre:** Mädchen und Jungen sind im Mutterleib unterschiedlichen Mengen Testosteron ausgesetzt und werden unter diesem Einfluss geprägt. Das wenige Testosteron, dem das Mädchen ausgesetzt ist, sorgt für eine bessere „Brücke" zwischen den beiden Hirnhälften. Eine Vielzahl von weiteren Unterschieden im Hirn ergeben sich. Die Ausbildung des Geschlechtsunterschiedes findet ungefähr in der siebten Schwangerschaftswoche statt und wird durch die Ausschüttung des Testosterons bestimmt. Nach der Geburt bleibt festzustellen, dass in diesem Alter die meisten körperlichen Veränderungen geschehen. Wer das Wachstum eines Kindes vom Baby bis zum Schulkind beobachtet, wird dem beipflichten.

**11-20 Jahre:** Diese Phase bedeutet für beide Geschlechter eine schwierige und harte Zeit. Während bei Mädchen schon ab 10 Jahren die ersten Pubertätserscheinungen vonstattengehen, finden bei Jungen meist ab 12 Jahren fundamentale körperliche Veränderungen statt. Sekundäre Geschlechtsmerkmale wie breite Schultern, Körperbehaarung und eine tiefere Stimme treten auf. Auch unangenehme Effekte wie

Akne sind auf das erwachende Testosteron zurückzuführen. Die sexuelle Reife ist zwischen 17 und 20 Jahren abgeschlossen.

**21-40 Jahre:** Hier befinden sich Männer auf ihrem hormonellen Höhepunkt. Der Testosteronspiegel wird allerdings schon ab 30 Jahren kontinuierlich sinken, wenn man(n) seinen Körper nicht in Schuss hält. Ab 30 sollten praktische Maßnahmen zum Erhalt der Vitalität getroffen werden. Hier sollte beachtet werden, dass ausreichend Aminosäuren wie L-Arginin und L-Lysin eingenommen werden. Außerdem müssen Magnesium und Vitamin-C immer auf einem hohen Level bleiben. Die positiven Entscheidungen, die in dieser Phase getroffen werden, können den Alterungsprozess erheblich bremsen.

**Ab 41 Jahre:** Ab hier beginnt der eigentliche Alterungsprozess der meisten Männer. Stellen Sie sich vor, dass das männliche Individuum jedes Jahr ein Prozent seiner Vitalität verliert.

Bei vielen Betroffenen ist dieser Prozess langsam genug, sodass sie keine raschen Veränderungen bemerken. Andere, nicht so glückliche Männer werden durch die körperlichen Veränderungen aus der Bahn geworfen und erkennen sich selbst nicht wieder. Dies trifft in etwa auf 5 von 100 Männern zu und geschieht oft, weil die Gehirn-Hoden-Kommunikation sich mit der Zeit verschlechtert. Manchmal ist auch die Testosteronproduktion selbst gestört: Die Zellen funktionieren einfach nicht mehr adäquat. Dieses Phänomen wird unter Medizinern auch als Hypogonadismus bezeichnet und tritt, anders als die weiblichen Wechseljahre, als ein langsamer Prozess auf. Während die Wechseljahre bei Frauen schubweise und sehr plötzlich auftreten, erleben die Herren der Schöpfung ihre hormonellen Veränderungen als einen langsamen Abstieg.

# Wie Sie Ihren Testosteronspiegel natürlich steigern

**N**achdem wir den theoretischen Teil hinter uns gebracht haben, geht es nun ans Eingemachte. Niedrige Testosteronwerte ist wohl die „Befindlichkeitsstörung" bei Männern, die in einer zunehmend feminisierten Gesellschaft am stärksten ins Gewicht fällt. Viele Medien nehmen sich genüsslich und schadenfroh diesem Thema an, aber äußern sich ansonsten nur pseudowissenschaftlich und kontraproduktiv. Das Resultat ist, dass es im deutschen

Sprachraum nicht zur Sprache kommt. Nicht zuletzt, weil es den betroffenen Männern ganz einfach peinlich ist.

Die ärztliche Ausbildung zur Andrologie (Männerheilkunde) kommt in unserer Gesellschaft sehr kurz. Es ist zwar wichtig und lobenswert, die psychische Gesundheit der Betroffenen zu fördern, aber Depressionen und Stimmungsschwankungen sind oftmals Begleiterscheinungen hormoneller Probleme. Auf der anderen Seite sind viele der Meinung, dass Tabletten, Gels und Spritzen genug wären, Schwierigkeiten mit der Gesundheit loszuwerden. Auch wenn es Ihnen ein schwacher Trost sein wird, teilen Sie Ihr Problem mit Millionen von Leidensgenossen

Die Moderne hat es so an sich, den Mann mit seinen widersprüchlichen Leitbildern zu verwirren. Fragwürdige Ideale wie der aggressive Macho, der eiskalte Geschäftsmann oder das angeblich von Feministinnen gewünschte „Weichei" tun ihr Übriges, die Herren der Schöpfung zu verunsichern. Männer wissen teilweise nicht mehr, welche Rolle sie spielen und welcher Idee sie nun entsprechen müssen. Das Resultat sind Ängste und Hemmungen, die eventuelle hormonelle Defizite noch verschlimmern.

Manche     Ärzte     nehmen     ein     eventuelles

Testosterondefizit nicht ernst und meinen mit tröstenden Worten wie „Ihr Problem wird sich von alleine lösen" oder „Wenn es sonst nichts ist" etwas bewirken zu können. Es geht in diesem Buch aber nicht um Trost, sondern um praktische Hilfe.

Männer, die sich eines ausgewogenen Testosteronspiegels erfreuen, werden heutzutage oft als Machos, die die Frau nur als „Lustobjekt" degradieren, charakterisiert. Eine Vorstellung, die wir, wie wir bereits gelernt haben, nicht der Wahrheit entspricht und auch bei Frauen zu Enttäuschungen führt. Ein Partner, dem es aufgrund weniger maskuliner Eigenschaften an Eigeninitiative fehlt, wird auf die Frau auf Dauer Langweilig wirken und in die Katastrophe führen.

Ein Mann muss er selbst bleiben und dies bedeutet, gesund und testosterongeladen. Wenn es ihm an Letzteren mangelt, wird er schlapp und impotent. Sie können sich gewiss sein, dass sogar die überzeugteste Feministin einen maskulinen Mann will. Aus diesem Grund sollten Sie das moderne Wunsch–denken über Männlichkeit nicht auf die Goldwaage legen.

Laut populärer Meinung nimmt der Hormonspiegel ab, weil wir altern, aber genau genommen, ist es umgekehrt: Wir altern, weil der Hormonspiegel abnimmt. Ihr Wohlergehen liegt also ganz in Ihrer Hand und Sie müssen sich eine positive Einstellung aneignen. Wenn Sie zögerlich sind, müssen Sie erkennen, dass Ihr Zögern Teil des Problems ist und schnell handeln.

Wenn Sie in die Bücherei schauen, werden Sie sehen, dass die Regale bis zum Brechen voll mit herkömmlichen Ratgebern sind. Gelinde gesagt, sind die meisten eine Verschwendung von Zeit und Geld: Die eine Sorte ist voller esoterischer Wohlfühl-Spiritualität und die anderen sind unpraktisch und unverständlich verfasst: Obwohl manche Ratgeber theoretisch korrekt sind, fehlt es den Autoren meist an Erfahrung in der praktischen Behandlung von hormonellen Defiziten und alles ist so kompliziert formuliert, dass Sie den Rat nicht richtig implementieren können..

Der Rat in diesem Buch wird Sie dabei unterstützen, Ihre Komfortzone zu verlassen und Ihre Unsicherheiten zu überwinden. Immer mehr Menschen investieren viel Mühe und Zeit, um ihren Hormonhaushalt zu optimieren, aber kleine Misserfolge sabotieren oft von Anfang an die Motivation. Deswegen müssen Sie sich bewusst sein, dass gewisse Hürden auf Sie zukommen. Das Lesen lohnt sich nicht nur für die von hormoneller Dysbalance Betroffenen, sondern auch für alle an Selbstverbesserung Interessierten.

Unsere Ahnen standen bei Jagdaktivitäten meist vier Tage unter Stress und hatten nach der Erlegung eines Mammuts eine wochenlange Pause. Heute kommt Mammut auf Mammut und Männer kommen nicht mehr wirklich dazu zu regenerieren. Spätestens zu dem Zeitpunkt, an dem man realisiert, dass man eigentlich rund um die Uhr arbeitet, ist es an der Zeit, seine Gewohnheiten zu überdenken. Bei diesen Konditionen ist es kein Wunder, dass Vitalität und Hormonhaushalt leiden, aus diesem Grund werden Sie ansprechende Tipps zum Ausgleich Ihrer Tätigkeiten vorfinden.

Genies wie Einstein oder Da Vinci hatten ihre Geistesblitze nicht unter der Last des Stresses, sondern als sie entspannt und ausgeglichen waren. Arbeiten Sie nicht hart, sondern intelligent. Hormonelle Veränderungen sind unumgänglich, aber Sie können diesen Prozess mit ein paar einfachen Maßnahmen erheblich verlangsamen. In allen Bereichen, in denen Testosteron eine Rolle spielt – und das ist bei den Herren der Schöpfung beinahe überall –, baut es auf, beugt vor und löst Probleme. Auch wenn Sie bereits etwas betagter sind, können Sie viele Ihrer Jahre zurückdrehen. Doch wo fangen Sie am besten an?

Viele Menschen, die ihren Testosteronspiegel

natürlich steigern wollen, finden in der Schulmedizin keine Antworten und machen ihre Probleme noch schlimmer. Um die Sache erfolgreich in Ihre Hand zu nehmen, müssen Sie die dem Menschen inhärente Fähigkeit erkennen, seine Gedanken zur Genesung bzw. zur Optimierung seiner Umstände zu benutzen. Weil uns der Einfluss der Psyche auf den Hormonhaushalt bereits bekannt ist, werden wir also alles daran setzen, Ihre Gedanken in die richtige Richtung zu lenken.

Um ein fundamental neues Gefühl von Vitalität in Ihnen zu wecken, müssen wir erst an der Basis ansetzen und Ihre verborgenen inneren Ressourcen freisetzen. Jeder Mensch ist in der Lage, durch die richtige innere Einstellung stabil durch alle stürmischen Zeiten zu gelangen. Unsere Ideen und die geistige Nahrung, welche wir zu uns nehmen, haben ungeahnte Auswirkung auf unsere Gesundheit, hormonell und seelisch. Ein mangelhafter Testosteronspiegel löst destruktive Gedanken, Sorgen und Ängste aus, die Sie schnell durch eine positive Attitüde und eine neue Zuversicht ersetzen müssen.

Lesen Sie weiter und starten Sie durch!

# MOTIVATION UND EINSTELLUNG

Sie können Ihren Testosteronspiegel nicht auf eine natürliche Weise steigern, wenn Sie keinen gesunden Selbstwert entwickeln möchten.

Denken Sie einmal drüber nach: Verbinden Sie „testosterongeladene" Männlichkeit mit Selbstbewusstsein oder Schüchternheit? Sie werden keinen selbstbewussten Mann mit einem niedrigen Testosteronspiegel finden, weil körperliches und seelisches Wohl einander bedingen. Sie werden nicht drum herumkommen, eine leichte „Arroganz" zu entwickeln.

Sie werden wahrscheinlich verwundert über diese Forderung sein, aber der erste Schritt zur Besserung ist, dass Sie glauben, all die Macht, Kraft und Vitalität zu verdienen, die Sie sich wünschen. Ihr Körper ist der treue Diener Ihrer Gedanken und die meisten, die an der Änderung ihrer Lage scheitern, tun dies nur, weil sie schon bei der kleinsten Hürde aufhören und nicht die mentalen Ressourcen für die Selbstverbesserung aufbringen können.

Männer mit guten Testosteronwerten wissen um die Hürden, welche bei jedem wichtigen Unterfangen auf einen zukommen, aber Ihre Einstellung lässt Sie alle Widerstände bezwingen: Ihr Denken führt Sie immer nach oben. Der erste Schritt zum Ziel ist es, dieses Denken zu verinnerlichen und sich zu eigen zu machen. Wenn Sie Pech haben, ist Ihnen diese Einstellung fremd, weil Sie schon seit Längerem ein Testosterondefizit oder die damit verbundenen psychischen Probleme haben.

Vielleicht kommt Ihnen die Analyse dieses Sachverhalts grob und direkt vor, aber wenn Sie Ihr Denken umstellen, werden Sie sich beinahe augenblicklich kompetenter und fokussierter fühlen. Erfolg erzeugt Erfolg und Sie werden stolz in den Spiegel blicken können. Manch einer dürfte bei diesen Gedanken schon wieder ins Zweifeln kommen, doch lassen Sie es sich gesagt sein; wenn mehr Menschen solch eine maskuline Selbstsicherheit besitzen würden, wäre die Welt ein besserer Ort. Was meinen Sie, wie viel Potential durch Zögerlichkeit und niedriges Selbstwertgefühl verschwendet wurde?

Vielleicht läuft irgendwo auf der Welt jemand herum, der die Heilung für tödliche Krankheiten oder die nächste bahnbrechende Erfindung der Menschheit hervorbringen kann und nur aufgrund seines vom niedrigen Testosteron beeinflussten Denkens im Schatten bleibt. Sie sollten sich also nicht dafür schämen, eine selbstbewusste Einstellung an den Tag zu legen. Vielleicht berauben Sie Ihre Mitmenschen sonst um einen großen Wert. Ein Mensch kann dadurch, dass er nicht das Beste aus sich macht, extrem selbstsüchtig sein.

Merken Sie sich, dass Sie nicht darauf warten müssen, bis sich Ihr Selbstbewusstsein von allein bildet: Handeln Sie einfach und Sie werden sehen, wie Sie von selbst stärker werden. Ob wir es mögen oder nicht: Die größte Blockade bei der Verbesserung der eigenen Bedingungen sind psychologische Faktoren, die es schnell zu beseitigen gilt. Die gute Nachricht ist, dass Sie die Stärke Ihres Geistes theoretisch bis ins Unendliche ausdehnen können. Sobald Sie diese Attitüde erst einmal fest implementiert haben, passieren die Dinge beinahe automatisch. Sie werden eine von innen kommende Maskulinität ausstrahlen, die Ihr ganzes soziales Leben (positiv) auf den Kopf stellen wird.

Sie müssen lernen, Ihr Ziel, Ihren Testosteronspiegel zu steigern, in Ihr Unterbewusstsein einzubrennen. An dem vielbeschworenen „Gesetz der Anziehung" ist viel dran: Je mehr und intensiver Sie sich Ihre Vision vor Augen halten, desto eher wird sie wahr werden. Manch einer wird die englische Phrase „fake it until you make it" gehört haben – sie beschreibt den Aufbau einer positiven Einstellung auf eine witzige Art und

Weise.

Diese Technik wird auch als Autosuggestion bezeichnet und wird als Ihre beste Waffe dienen.

Vergessen Sie nicht, dass Familie und Freunde erst einmal skeptisch auf Ihre neue Lebenslust reagieren werden: Sie werden zu hören bekommen, dass Sie sich doch bitte nicht so übernehmen sollten und vielleicht erst einmal sachte an die Umstellung Ihrer Gewohnheiten herantreten sollten. Die Wahrheit ist, dass Ihr gesamtes Umfeld Sie unten halten möchte, aber dies nicht aus Absicht geschieht. Eigentlich wollen Ihre Lieben Sie nur vor Anstrengungen und unangenehmen Emotionen bewahren – etwas, was lieb gemeint ist, Sie aber nicht weiterbringt.

Dass Sie sich mehr oder minder unwohl fühlen, hat auch mit den genannten Erwartungen Ihrer Umgebung zu tun bzw. mit dem Mangel an positiven Erwartungen. Warum sollten Sie auch persönliche Hürden bezwingen, wenn niemand wirklich verlangt oder damit rechnet, dass Sie dies tun? Also bleiben Sie in alten Gewohnheiten gefangen und verstärken die Abwärtsspirale, die Ihren Hormonspiegel weiter senkt. Natürlich kamen immer wieder körperliche Veränderungen auf Sie zu, doch Sie werden sich eingestehen müssen, dass diese meist negativer Natur waren. Niedriger

Testosteronspiegel und eine gesenkte Erwartungshaltung sind keine gute Kombination.

Sie müssen lernen, Veränderungen aus Ihrem eigenen Willen zu initiieren und nicht erst auf die Verschlimmerung Ihrer Umstände zu warten: Wenn Sie dies schaffen, können Sie die Dinge in eine Bahn lenken, die Ihre Vitalität komplett auffrischt und Sie wieder Herr über Ihre Umstände sein lässt. Sie sind nicht auf der Welt, um sich der Passivität zu ergeben, sondern Sie müssen aufstehen und sich und Ihre Umwelt aktiv gestalten.

Wann immer Sie in Versuchung kommen, in Ihrer Komfortzone zu bleiben, sollten Sie Ihr Hirn ausschalten, bis drei zählen und sich wieder komplett auf Ihre Aufgabe stürzen. Sobald der Mensch zu sehr ins Grübeln kommt, findet er oftmals sehr kreative Ausreden, nicht zu handeln. Dies ist die wahre Natur der Falle, die sich „Komfortzone" nennt. Haben Sie keine Angst, Fehler zu machen! Ihre Misserfolge und Fehler sind nichts anderes als Erkenntnisgewinne und Stufen eines Lernprozesses, vorausgesetzt natürlich, Sie nehmen sie als solche wahr und analysieren die Dinge in diesem Licht. Nur Fehler und schlechte Entscheidungen bringen Sie dazu, Ihr Verhalten zu hinterfragen und zu überdenken.

Etwas wie Versagen existiert im Grunde genommen gar nicht: Sie können aufgeben oder lernen. Bewahren Sie sich auch in unangenehmen Lagen eine Prise Humor. Seien Sie nicht dramatisch, sondern das, was Jugendliche „locker" nennen. Wenn Sie jemals wieder in Versuchung kommen, die Flinte ins Korn zu werfen, müssen Sie sich vor Augen halten, dass Ihre Erfahrungen damit verschwendet wären. Sie haben Ihrer Umgebung etwas anzubieten und deswegen müssen Sie das meiste aus sich herausholen.

Neben der Komfortzone ist auch der Perfektionismus eine gefährliche Falle: Zwar sollten Sie immer Ihr Bestes geben, aber verstehen, dass man sich einem Ideal nur annähern kann. Damit Sie nicht völlig frustriert und enttäuscht enden, müssen Sie sehen, dass Ihr Leistungswille das Ausschlaggebende ist und nicht die absolute mechanische Perfektion. Zu viel Perfektion raubt Ihrem Leben die Spontanität und Freude. Beides werden Sie bei der Herstellung eines gesunden Hormonhaushalts benötigen.

Natürlich ist es eine unrealistische Erwartung, von heute auf morgen als gestählter Adonis dazustehen, weshalb sich der praktische Teil dieses Buchs darauf fokussieren wird, Ihnen zu kleinen Etappensiegen zu verhelfen und Ihre Disziplin schrittweise zu erhöhen.

Kurzzeitige Erfolge sind nicht so viel Wert wie Langzeiterfolge, Sie werden erkennen, dass der Mangel an Beharrlichkeit zur Ablenkung durch alltägliche Banalitäten führt, etwas, was Sie tunlichst vermeiden müssen, um an Ihr Ziel zu gelangen.

Ihre innere Ausgeglichenheit ist etwas, was Sie bei den ganzen genannten Faktoren nicht vergessen dürfen: Wenn Sie den ganzen Tag verbissen arbeiten, dürfen Sie sich nicht nur Entspannung und Erholung gönnen, sondern müssen es notgedrungen auch. Sie dürfen nicht nur körperlich neue Kraft tanken, sondern auch Ihre seelische Balance auffrischen. Es wird Ihnen nicht helfen, alles bis zum Exzess zu treiben, deswegen wird dieses Buch Ihnen helfen, einen kühlen Kopf zu bewahren und das richtige Maß für Sie zu finden.

Behalten Sie immer eine gute Lernbereitschaft und seien Sie offen für die Annahme neuer Gewohnheiten. Lernbereitschaft beinhaltet die Fähigkeit, sich von neuen Ansichten überzeugen zu lassen und ausgetretene Pfade hinter sich zu lassen. Das Klischee des grimmigen, festgefahrenen Mannes ist einer der schädlichsten Stereotypen, die durch die Medien kolportiert werden, sein Sie also immer Sie selbst und offen für das, was das Leben Ihnen bietet.

Ein gesunder Testosteronpegel wird auch Ihren

Charakter immer weiter stählen und Ihre Lebensqualität erheblich steigern. Durch ein extrem verbessertes Körpergefühl werden Sie Ihre Ausstrahlung positiv verändern und ganz anders durch die Welt gehen. Die im nächsten Kapitel dargestellte Handlungsanleitung dient Ihnen wie ein Anker für den Alltag und wird eine Regelmäßigkeit in Ihre Tagesplanung bringen, die die Grundlage für alle weiteren Tätigkeiten Ihres Lebens bilden wird.

Viele Aspekte des modernen Lebens haben Wirkungen, über die Sie niemand aufklärt, aber Ihr hormonelles Gleichgewicht trotzdem zerstören. Wenn Sie richtig denken, ist Ihre „Rehabilitationskur" überraschend einfach und erstaunlich wirkungsvoll. Wie würde es sich für Sie anfühlen, nicht nur mehr Energie zu haben, sondern sich auch über ein besseres Gedächtnis erfreuen zu können?

Ihr Leben kann um einiges bereichernder und angenehmer werden, als es jetzt noch ist. Der Schlüssel, um dies zu erreichen, liegt nicht zuletzt in Ihrer Motivation und Ihrer neuen Einstellung zu den Dingen. Wenn Sie Ihre Gewohnheiten ändern, wird sich Ihr Gehirn erneuern und seine Leistung erheblich steigern. Dieser Prozess kann durch unsere individuelle Lebensweise stimuliert und beschleunigt werden. Wird die

Steigerung des Testosteronwerts angeregt, verbessert sich Ihr alltägliches Leben in jeglicher Hinsicht und es kommt zu einer radikalen Veränderung in der Art, wie sich Ihr individueller Altersprozess äußert und anfühlt.

Die neusten Erkenntnisse der Hirnforschung beweisen, dass Sie die Auffrischung Ihrer Zellen selber in die Hand nehmen können und Sie den Schlüssel zu einer verbesserten Lebensqualität in den Händen halten. Der Faktor, der sich „Neurogenese" nennt, kann in allen Phasen Ihres Erwachsenenlebens dramatisch optimiert werden. Altersunabhängig lässt sich mit dem richtigen Lebensstil die Geschwindigkeit der Nervenzellen-Neubildung und die hormonelle Balance sicherstellen.

Hormonelle Veränderungen sind unumgänglich, aber man sollte nicht vergessen, dass das heutige Ausmaß an gesundheitlicher Verschlechterung nicht Teil des natürlichen Altersprozesses ist. Ihr Körper hat durchaus das Potential, Ihr ganzes Leben lang wunderbar zu funktionieren: Vorausgesetzt, Sie tun das, was notwendig ist. Das Altern ist nur ein Risiko für Ihre hormonelle Dysbalance, aber nicht seine Ursache. Sie werden lernen, die Gründe für Ihren geringen Testosteronwert aufzudecken und zu bekämpfen.

Wer sein Testosteron natürlich steigern will, rennt

leider oft von einem Ratgeber oder Arzt zum nächsten, ohne dass ihm wirklich geholfen wird. Dies hat nun sein Ende.

Bringen wir Ihre Testosteronwerte wieder auf die Spitze!

# PRAKTISCHE ANLEITUNG ZUR HORMONELLEN BALANCE

Obwohl dieses Buch sich sehr auf die maskuline Perspektive fokussiert hat (was bei dem Thema Testosteron fast nicht anders möglich ist), sind die hier enthaltenen Ratschläge für beide Geschlechter anwendbar. Wenn der Körper nicht mit ausreichend Androgenen versorgt wird, leiden beide Geschlechter. Drehen wir also an den richtigen Reglern und fahren wir Ihre Testosteronwerte wieder hoch: Kümmern wir uns aber erst um die Vorbereitung. Die Grundlage für alles ist erst einmal Ihre Schlafhygiene. Sie haben sich bestimmt schon auf sportliche Aktivitäten gefreut (oder nicht), aber wir müssen erst einmal an der Basis ansetzen. Wir brauchen eine gute Schlafqualität, um unsere Regeneration und das Wachstum neuer Zellen zu sichern. Gedächtnis und Immunsystem hängen von unserem Schlaf ab. Unsere Testosteronwerte werden von zu kurzem Schlaf bzw. Schlafstörungen beeinträchtigt – vor allem, wenn diese Probleme chronisch sind.

Achten Sie besonders auf eine gute Raumtemperatur und ein offenes Fenster, verbannen Sie überflüssige Lichtquellen und alles, was Sie an Ihre Arbeit erinnert, aus Ihrem Schlafzimmer. Stress wird durch einen schlechten Schlaf begünstigt und bewirkt, dass uns die Kontrolle über die Dinge entgleitet. Anspannung müssen wir uns nicht aneignen – wir alle beherrschen sie aus dem Effeff. Die optimale Schlafdauer ist erreicht, wenn Sie tagsüber leistungsfähig sein können, ohne sich schlapp zu fühlen, also hören Sie auf Ihre innere Stimme. Langfristiger Stress macht Sie alt und krank.

Als Nächstes sollten Sie sich 10 Minuten täglich reservieren, in denen Sie sich alles notieren, was Sie beschäftigt, egal wie banal, seltsam oder sinnvoll es Ihnen erscheint. Überprüfen Sie nach einer Woche, was von Ihren Ängsten und Sorgen wirklich eingetroffen ist und was nicht. Denken Sie daran, dass der Mensch nicht multitaskingfähig ist: Machen Sie immer nur eine Sache zur gleichen Zeit, also entweder Smartphone oder Lesen, nicht beides durcheinander. Eine konzentrierte, entspannte Herangehensweise ist eine hervorragende Therapie. Vergessen Sie bei all Ihren Handlungen nicht Ihre Beziehung und sorgen Sie sich um Ihre/n Partner/in, eine hervorragende Ehe oder Partnerschaft wird sich wie ein Jungbrunnen für Sie auswirken.

Ferner sollten Sie sich einmal am Tag für 20 Minuten hinsetzen und Ihr Gedankenkarussell abstellen. Wiederholen Sie monotone Affirmationen (oder hören Sie sie sich an), nach welchen Dingen sehnen Sie sich? Was haben Sie Wunderbares erlebt? Seien Sie gelassen und stellen Sie für kurze Zeit alle Zwänge und Dogmen in Ihrem Inneren ab. Machen Sie täglich einen kleinen, inneren Urlaub.

Eine der besten „Tankstellen" in Ihrem Leben wird der nächste Wald sein: Ein paar Stündchen im Wald senken 50 % der körpereigenen Stresshormone Adrenalin und Kortisol. Bilden Sie eine mentale Festung, während Sie Ihren Testosteronwert Stück für Stück hochfahren. Der nächste Schritt ist eine gesunde Ernährung und das damit verbundene Wissen.

Sie müssen Ihre Mahlzeiten einhalten und daran denken, dass die winzigste Nascherei Ihre Fettverbrennung über Stunden ruiniert und somit Ihren Testosteronspiegel unten hält. Deswegen ist es vital, sich das Süße gänzlich abzutrainieren. Zucker schädigt Herz,

Hirn und Hormonhaushalt – neuste Studien aus den USA gehen sogar davon aus, dass Zuckerverzehr der Hauptauslöser für Krebs ist. Sie können also nicht sparsam genug sein, wenn es um Süßes geht.

Wenn Sie von Hunger auf Süßigkeiten geplagt werden, sollten Sie z.B. auf Bitterstoff-Konzentrate zurückgreifen: Sie werden merken, wie sich Ihr „innerer Schweinehund" in Luft auflöst und Ihr Heißhunger verschwindet. Sie sollten allerdings auch Ihren Salzkonsum zurückschrauben und stattdessen auf Gewürze zurückgreifen. Nutzen Sie Chili, Kurkuma oder hochqualitativen Pfeffer – vor allem Letzterer hilft Ihrem Körper dabei, Nährstoffe aufzunehmen. Bei Lebensmitteln sollten Sie darauf achten, dass sie frisch und aus Ihrer Region sind, vor allem bei Fleisch dürfen Sie keinerlei Kompromisse bei der Qualität eingehen und sich ausschließlich beim Besten vom Besten bedienen.

Generell ist es ratsam, dass Sie bevorzugt Lebensmittel zu sich nehmen, die möglichst wenig bearbeitet sind, Sie sollten Ihrer Nahrung möglichst ansehen können, was sie einmal war. Dinge wie Sushi oder Tartar sollten auf Ihren Speiseplan gehören. Versuchen Sie, möglichst viele industriell verarbeitete Lebensmittel wie Fertiggerichte oder Wurst auf Ihrer Einkaufsliste zu streichen. Ein weiterer Faktor, der Ihren Hormonhaushalt positiv beeinflussen wird, ist das Intervall-Fasten.

Beim Intervall-Fasten nehmen Sie zum Beispiel abends um 18 Uhr Ihre letzte Mahlzeit ein und nehmen erst am Tag darauf, nachmittags, wieder Nahrung auf. Bei einem Fasten von 14 - 18 Stunden wird das körpereigene Aufräumprogramm von automatisch aktiviert und Ihr Hormonhaushalt wird positiv unterstützt. Bei dieser Art des Fastens ist auch die Aufnahme von ausreichend Flüssigkeit wichtig, trinken Sie also mehr als gewöhnlich.

Ob Sie fasten oder nicht, nehmen Sie täglich mindestens 2 Liter Wasser aus Glasflaschen zu sich und bleiben Sie hydriert. Es empfiehlt sich, dass Sie ergänzend viel grünen Tee zu sich nehmen – grüner Tee fördert die Fettreduktion und erleichtert Ihr Muskelwachstum enorm. Obendrein sichert der Konsum den Abbau von oxidativem Stress, es gibt also keinen Grund, nicht jeden Tag viel davon zu trinken.

Die meiste Flüssigkeit sollten Sie bis 16:00 Uhr eingenommen haben. Nehmen Sie nach Möglichkeit häufig grüne Smoothies sowie einen Löffel Leinöl ein, Sie werden über die Steigerung Ihres Wohlbefindens staunen. Zuletzt sollten Sie noch darauf achten, möglichst hochwertige Öle und Fette in Ihrer Küche zu haben. Greifen Sie auf Rapsöl oder Olivenöl zurück und nutzen Sie Kokos- oder Sesamöl zum Braten.

Zusammenfassend sollten Sie möglichst viele pflanzliche Lebensmittel wie Gemüse, Obst und Getreide zu sich nehmen und viele kalorienarme- oder freie Getränke konsumieren. Sie dürfen zwar tierische Lebensmittel zu sich nehmen, doch Sie müssen Qualität und Maß beachten. Milch, Fleisch, Fisch und Eier dürfen keine Ramschprodukte sein. Außerdem sollten Sie sich möglichst von Süßigkeiten, Snacks und Fetten verabschieden.

Menschen, die sich gut ernähren, leben nicht nur länger, sondern erfreuen sich eines exzellenten Hormonhaushalts und besitzen deutlich mehr Lebensfreude. Ihr Organismus besteht zu 20 % aus Eiweiß. Eiweiße nehmen bei fast allen biologischen Funktionen eine Schlüsselfunktion ein, darunter auch bei einem gesunden Testosteronspiegel. Aminosäuren sind die Grundlage für Ihr körpereigenes Eiweiß und stabilisieren Ihren Blutzuckerspiegel, Ihre Gewichtsabnahme wird durch die Anregung Ihres Stoffwechsels stimuliert und unerwünschtem Muskelabbau wird ein Riegel vorgeschoben.

Ihr Körper benötigt 22 Aminosäuren, 13 davon

werden automatisch produziert, die 9 anderen müssen wir uns durch Ernährung zuführen. Die sogenannten „essenziellen Aminosäuren" ergeben sich aus der biologischen Wertigkeit einer Mahlzeit. Wenn alle 9 essenziellen Aminosäuren in Ihrem Essen sind, handelt es sich um eine „vollständige Eiweißquelle" und wenn nur einige vorhanden sind um eine „unvollständige Proteinquelle". Die richtige Kombination von verschiedenen unvollständigen Proteinquellen kann eine Mahlzeit mit vollständigen Proteinen ergeben, weswegen Sie sich über entsprechende Rezepte informieren sollten.

Da wir in diesem Ratgeber auf künstliche Supplemente verzichten wollen, sei Ihnen Granatapfelsaft als eine Art natürliches Doping empfohlen: Wenn Sie bereits einen Mangel vorweisen können, kann dieses Wundermittel Ihren Testosteronwert auf Dauer um 25 % erhöhen. Dieser unglaubliche Effekt erklärt sich durch die im Granatapfel enthaltenen Polyphenole, was auch der Grund ist, warum Sie nur auf naturbelassenen Direktsaft zurückgreifen dürfen. Das herkömmliche Konzentrat verliert durch die Bearbeitung viel zu viel von seinen natürlichen Nährstoffen und taugt nur wegen seines Geschmacks zu etwas.

Alles in allem müssen Sie Ihren Bauchumfang so

gut reduzieren, wie es geht. Das Bauchfettgewebe ist der Östrogenproduzent Nummer eins. Ein anderes großes Problem ist der Hormonverlust durch endokrine Disruptoren. Die sogenannten endokrinen Disruptoren sind Störfaktoren, die sich in Ihrer Umgebung befinden und äußerst schwer zu meiden sind.

Synthetisch hergestellte Materialien, wie z.B. Rückstände von Pestiziden, Lösemittel, Spielzeug aus Kunststoff, Kosmetikbehälter, schlecht produzierte Babyprodukte, oder schon das Trinken aus Kunststoffflaschen sind komplexe Umweltfaktoren, denen wir alle mehr oder minder ausgeliefert sind. Täglich absorbiert unser Körper Schadstoffe durch Nahrungsaufnahme, Hautkontakt und Einatmen. Wir haben vielerlei Probleme mit unserem Testosteronspiegel und unserer Schilddrüse diesen synthetischen Umweltfaktoren zu verdanken.

Des Weiteren sollten Sie mit Ihrem Arzt absprechen, ob bei Ihnen eventuell eine Schilddrüsenunterfunktion vorliegt: Männer mit einer Schilddrüsenunterfunktion leiden häufig unter geringen Testosteronwerten. Nutzen Sie also die richtige Medikation und folgen Sie dem Rat Ihres Arztes.

Den vorhin angesprochenen endokrinen Disruptoren aus dem Weg zu gehen, ist in der westlichen

Industriegesellschaft fast unmöglich. Sie können den negativen Einfluss aber durch kleinere Änderungen Ihrer Gewohnheiten mildern, indem Sie zum Beispiel auf Plastikgefäße verzichten könnten und nur aus Glasflaschen/Gläsern trinken.

Ein weiterer Todfeind Ihres Hormonspiegels ist der Vitamin-D-Mangel. Ohne Vitamin D fällt es Ihrem Körper schwer, hormonelle Signale zu senden. Ihr Testosteronspiegel sinkt und Stimmungsschwankungen und Reizbarkeit machen sich bemerkbar. Vor allem in den Wintermonaten macht sich Vitamin-D-Mangel besonders aggressiv bemerkbar. Tanken Sie in den hellen Tagen des Jahres genügend Sonne und lassen Sie sich ärztlich beraten.

Wie Sie bereits gelesen haben, sind Aufputschmittel wie Alkohol oder Nikotin auch nicht förderlich für Ihren Testosteronwert. Vor allem die vernichtende Wirkung des Rauchens dürfte Ihnen bestens bekannt sein. Die tödliche Wirkung von Nikotin wird zuerst Ihr Testosteron auffressen und dann Ihr Leben. Vor allem Zigaretten setzen Ihre Nebennieren so unter Druck, dass Zellschäden entstehen, die für Ihren Körper nur schwerlich zu reparieren sind.

Einer der heimtückischsten Effekte des Rauchens ist, dass durch den daraus resultierenden Angriff auf die Nebennieren weniger Testosteron entsteht, welches Sie jedoch für Ihre Konzentrationsfähigkeit und das Aufrechterhalten einer positiven Grundstimmung benötigen. Müdigkeit und Trägheit werden Sie plagen und einer der berüchtigten Teufelskreise nimmt wieder seinen Lauf. Durchbrechen Sie ihn und verzichten Sie auf das Rauchen!

Auch Bier entfaltet als Lieblingsgetränk der Deutschen jedes Mal seine feminisierende Wirkung. Das im Bier enthaltene Hopfen zählt zu den sogenannten Phytoöstrogenen, einer pflanzlichen Version weiblicher Sexualhormone. Auch andere Alkoholika besitzen eine desasträse Wirkung auf Ihr Testosteron, meiden Sie Alkoholkonsum, soweit es Ihnen möglich ist.

Der am wenigsten genannte und am meisten unterschätzte Testosteronkiller ist allerdings Soja. Jeder, dem sein Testosteronwert wichtig ist, sollte alles tun, Soja so sehr zu meiden wie Alkohol und Nikotin: Der Fakt, dass viele Ärzte menopausierenden Frauen zum Konsum von Sojaprodukten raten, sollte bei Ihnen alle Alarmglocken läuten lassen. Genannte Produkte wirken so, wie Östrogen es tut.

Versuchen Sie, stattdessen viel Zink zu sich zu nehmen: Es sorgt nicht nur für kräftige Fingernägel, gesunde Haare und glänzende Haut, sondern reduziert auch das körpereigene Enzym Aromatase, welches Testosteron in Östrogen verwandelt.

Kommen wir zu den Details Ihrer sportlichen Aktivität: Sie müssen zuerst Freude am Joggen entwickeln. Ausdauersport ist morgens am effektivsten und Sie sollten darauf achten, mit nüchternem Magen zu trainieren. Wenn Sie morgens etwas früher aufstehen, gelingt Ihre Fettverbrennung viel besser und Sie profitieren den ganzen Tag davon. Sie werden vor Kraft und guter Laune strotzen und sich den ganzen Tag über eine enorme Verbesserung Ihrer Konzentration freuen. Trinken Sie am besten eine Tasse Espresso, bevor Sie loslegen, um die Fettverbrennung auf ein noch höheres Level zu pushen, Sie werden über die Ergebnisse positiv überrascht sein.

Beachten Sie, dass Sie lieber 30 - 40 Minuten Gas geben sollten, anstatt es in die Länge zu ziehen. Ein zu exzessiv praktizierter Ausdauersport kann sich negativ auf Ihr Energielevel auswirken.

Nehmen Sie es sich zum Ziel, drei Mal die Woche zu joggen und streben Sie danach an, eher kurze Distanzen zu rennen. Ihr Körper ist ein Bewegungsapparat und will, dass Sie ihn nutzen. Stärken Sie sich also ganzheitlich und nehmen Sie neben Ihrem Jogging auch noch das Krafttraining auf. Sie werden nicht überfordert sein: Zwei Trainingseinheiten von 30 - 40 Minuten dürften reichen, um für ein hervorragendes hormonelles Gleichgewicht und einen trainierten Körper zu sorgen.

Bevor Sie Gewichte stemmen, sollten Sie noch einmal innehalten und Ihr Ziel visualisieren. Sportler wie die Klitschkos nutzen diese Technik sehr gerne: Stellen Sie sich Ihren Trainingsablauf vor Ihrem inneren Auge vor und erfreuen Sie sich an den Resultaten, die Sie sich wünschen. Ein fitter Geist, hohe Zufriedenheit, Stolz etc. und dann lösen Sie sich wieder von diesem Bild. Ihr Ziel ist einprogrammiert. Ferner sollten Sie in Betracht ziehen, Dehnübungen für den Oberkörper in Ihr Training mit einzubeziehen. Speziell wenn Sie Läufer sind, ist diese Körperregion oft vernachlässigt.

Ihr Fasziengewebe ist ein netzartiges Gewebesystem, welches Ihre Körperteile zusammenhält und fixiert. Nutzen Sie deswegen hin und wieder Faszien-Rollen: Sie werden erkennen, dass die meisten Rücken-, Gelenk- und Nackenschmerzen durch diese Art von Training gelindert werden. Vernachlässigen Sie auch Ihre Beckenbodenmuskulatur nicht. Männer dürften jetzt skeptisch sein, doch betrachten Sie, dass Beckenbodentraining Ihre Potenz steigert. Regelmäßiges Beckenbodentraining unterstützt überdies die

Gesundheit Ihrer Prostata und sorgt für eine gute Steigerung Ihres Wohlbefindens. Die Vorstellung, dass es eine exklusive Frauensache wäre, sollten Sie komplett vergessen.

Leider haben viele „Trainingsexperten" die schlechte Angewohnheit, mehr Verwirrung zu stiften, als Ihnen wirklich zu nutzen. In einschlägigen Magazinen und Ratgebern werden Ihnen Trainingsmethoden vorgestellt, die für Profis und Nischenpublikum angebracht, aber keine Hilfe für Menschen sind, die am Anfang ihrer sportlichen Aktivität stehen und auf einen guten Testosteronspiegel aus sind. Herkömmlicher Rat ist fast nur für professionelle Bodybuilder geeignet, aber nicht für Sie.

Wir wollen weder einen Raubbau an Ihrer Gesundheit vollziehen, um Sie um jeden Preis zu einem Muskelpaket zu machen, noch wollen wir Ihr Wohlbefinden auf dem Altar des Muskelwachstums opfern – im Gegenteil, wir werden den Sport nutzen, um beides zu fördern. Sie sollten alles kategorisch ausschließen, was Ihnen physisch und psychisch schaden könnte. Wenn Sie der Meinung sind, dass Split-Training richtig für Sie wäre, sollten Sie sich eines Besseren belehren lassen. Ein Split-Training ist ein Prinzip, bei dem Sie verschiedene Muskelgruppen an unterschiedlichen

Tagen trainieren. Ein Beispiel dafür wäre, z.B. an einem Tag Beine und Bauch zu bearbeiten und am nächsten Tag Brust und Bizeps.

Diese Idee ist auf den ersten Blick sehr sinnvoll, lässt aber außer Acht, dass sie einen ausreichend trainierten Körper voraussetzt, den Sie zu Beginn noch nicht haben. Genauer gesagt, setzt diese Idee eine Muskulatur voraus, die ein Normalsterblicher erst nach einem Jahr disziplinierten Training besitzt. Das gewöhnliche Split-Training ist einfach nicht umfassend genug, um Ihre körperliche Balance zu sichern, Ihre Fortschritte werden also eher langsam vonstattengehen.

Ihre Muskulatur ist eng mit Ihrem Nervensystem verknüpft, es ermöglicht uns die Kontrolle über unseren Körper. Sie müssen Ihren Muskeln zu einem Reiz verhelfen, der über eine gewisse Schwelle hinausgeht. Diese Schwelle ist bei jedem Individuum unterschiedlich – das eigentliche Problem beim Split-Training ist, dass die Intensität der sportlichen Aktivität die Reizschwelle maßgeblich überschrei-tet. Für ein besseres Verständnis sollten Sie sich Ihren Sport als den Regler eines Ofens vorstellen.

Wenn Sie den Regler eines Ofens mit maximaler Gewalt nach oben reißen, wird zusätzliche Gewalt nur zu dessen Zerstörung führen. Ihr Braten wird dadurch nicht durchgegarter und Ihre Muskulatur nicht ausgeprägter. Zu intensives Training geht meistens nach hinten los, Ihre Fortschritte werden weniger und immer schwerer zu erreichen. Viele, die sich mit voller Macht in ihre sportliche Aktivität stürzen, wundern sich über diesen Effekt, deswegen sollten Sie ihn von Anfang an meiden.

Betrachten Sie die Anpassungsfähigkeit und die Fähigkeiten des menschlichen Körpers; je öfter Sie etwas wiederholen, desto besser werden Sie in dieser Tätigkeit. Um Ihren Testosteronwert zu steigern, müssen Sie sich kontinuierlich dem Reiz des Sports aussetzen und Ihrem Körper genug Raum zur Anpassung geben. Dadurch verschiebt sich Ihre interne Reizschwelle natürlich immer weiter nach oben, doch wie können Sie Ihre persönliche Reizschwelle von Anfang an erreichen?

Die beste Möglichkeit ist das Ganzkörpertraining. Am Anfang beginnen Sie mit einer fast nicht vorhandenen Reizschwelle, wodurch Ihre Bemühungen sehr viele Früchte tragen werden: Sie werden Ihren Testosteronwert also von Anfang an extrem verbessern können, weshalb Sie zu Anfang nur zwei Mal die Woche trainieren werden müssen. Deswegen führt der Weg zu einer guten Muskulatur und einem hohen

Testosteronwert durch die Grundübungen. Bankdrücken, Kniebeugen und Kreuzheben decken eigentlich alle Ihre Bedürfnisse beim Krafttraining ab.

Der angemessene Trainingsreiz sorgt für eine angemessene anabole Wirkung in Ihrem Körper. Hirn und Körper bauen viele neue Nervenverknüpfungen und damit Nerven auf. Dies ist Resultat Ihres erhöhten Testosteronspiegels und verdeutlicht, warum Sie diesen Ratgeber nutzen sollten: Ihr Gehirn bekommt eine regelrechte Verjüngungskur. Ihre sportliche Aktivität lässt nicht nur eine besondere Körperreaktion zu, sondern erhöht Ihre kognitive Leistungsfähigkeit und bringt Ihnen alle Vorzüge eines gesunden Testosteronspiegels. Die Hormonantwort Ihres Körpers ist der Schlüssel zur Lösung fast all Ihrer gesundheitlichen Probleme. Die sogenannten neurotrophen Faktoren meinen die Zusammen–wirkung von Nerven- und Hormonsystem und besitzen einen Dominoeffekt, der Ihnen in Ihrem Alltag einen starken Rückenwind verschaffen wird. Unser Hirn unterscheidet sich von anderen Lebewesen, weil es einen präfrontalen Kortex aufweist. Dieses Hirnareal ist es, welches uns vom Tier abhebt und befindet sich direkt hinter unserer Stirn. Egal ob KuDienst, Wissenschaft, Intuition, Humor oder Religion: Alles ist darauf zurückzuführen. Menschen,

die eine geringere Nervendichte in dieser Region aufweisen, leiden häufig unter ADHS oder sind deutlich
labiler und depressiver als der Durchschnitt.

Ein geringer Testosteronspiegel kann bewirken,
dass auch das Glückszentrum in Ihrem Hirn in Mitlei-
denschaft gezogen wird, ein Symptom, welches auch
bei diversen Suchterkrankungen vorkommt. Sie müssen realisieren, dass es bei der Steigerung Ihres Testosteronwerts nicht um Eitelkeiten geht, sondern darum,
ein reifes, gesundes und vitales Leben in seiner Ge-
samtheit zu genießen. Sie haben einen inhärenten
Wert und müssen diesen zum Vorschein bringen!

Der durch schlechte Gewohnheiten hervorgeru-
fene Testosteronmangel ruiniert die Verbindungs–fähigkeit und die wichtigsten Funktionen Ihrer Nerven.
Ihr Belohnungssystem wird also ordentlich durchei-
nandergebracht. Bei allen psychischen Problemen ist
der sportliche Aspekt ein unglaublich wichtiger Faktor. Jeder, der mit derartigen Problemen zu kämpfen
hat, muss durch die Steigerung seines Testosteronwerts zu einem gesunden Körper und zu einem rei-
bungslosen Hirnstoffwechsel kommen.

Die in diesem Buch genannten Ratschläge werden
nicht nur Ihren Hormonhaushalt verbessern, sondern
Sie auch psychisch auf eine neue Stufe des

Wohlbefindens heben. Wenn Sie jetzt unter einem Testosteronmangel leiden, können Sie es sich kaum vorstellen, wie viel angenehmer Ihre Zukunft durch die hier vorgeschlagenen Tipps wird. Es dauert verständlicherweise etwas, bis sich diese positiven Effekte einstellen, aber negative Emotionen und Schlappheit haben Sie nur den desolaten Effekten Ihrer hormonellen Dysbalance zu verdanken. Eignen Sie sich sportliche Aktivität so an, dass sie Ihnen in Fleisch und Blut übergeht.

Es sei Ihnen gesagt, dass ein guter Testosteronwert keine Zauberei ist und auch für Sie greifbar ist. Die Grundlagen dieses Buches können je nach Bedarf individuell vertieft werden. Fühlen Sie sich frei, sich zu jedem der bisher angesprochenen Themen weiterzubilden und beschäftigen sich mit Fachliteratur. Sie sind dafür verantwortlich, die Grundsätze dieses Ratgebers in die Tat umzusetzen. Sie müssen allerdings auf kleinere Rückschläge vorbereitet sein.

Die im vorherigen Kapitel genannten Prinzipien, welche sich auf Ihre Motivation beziehen, werden Ihnen helfen, gut damit umgehen zu können und alle Hindernisse zu überwinden. Mit jeder erfolgreich absolvierten Maßnahme werden Sie eine kleine Veränderung bemerken und Ihren Körper sowie Ihr

Wohlbefinden verbessern können. Eines Tages werden Sie so erstaunt über Ihr neues Lebensgefühl sein, dass Sie sich selbst nicht mehr wiedererkennen werden.

Warum sollten Sie nur auf Sparflamme funktionieren?

In diesem Sinne:
Entfachen Sie Ihr inneres Feuer!

Herstellung und Verlag:

BoD – Books on Demand, Norderstedt

ISBN: 9783750411692

© Mario Köhler 2021

1. Auflage

Kontakt: Psiana eCom UG/ Berumer Str. 44/ 26844 Jemgum

Covergestaltung: Fenna Larsson

Coverfoto: depositphotos.com

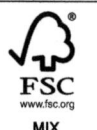